Dʳ V. BABES

DE BUCHAREST

COMMUNICATIONS

FAITES AU

CONGRÈS FRANÇAIS DE MÉDECINE

(DEUXIÈME SESSION. — BORDEAUX, 1895)

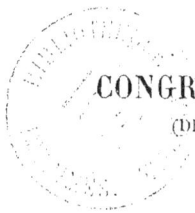

1º NOTE SUR DES MYÉLITES INFECTIEUSES.

2º SUR LES STREPTOCOQUES ET SUR LES ÉPIDÉMIES DE COMPLICATIONS DES MALADIES.

BORDEAUX

G. GOUNOUILHOU, IMPRIMEUR DE LA FACULTÉ DE MÉDECINE

11 — RUE GUIRAUDE — 11

1896

Dr V. BABES

DE BUCHAREST

COMMUNICATIONS

FAITES AU

CONGRÈS FRANÇAIS DE MÉDECINE

(DEUXIÈME SESSION. — BORDEAUX, 1895)

1º NOTE SUR DES MYÉLITES INFECTIEUSES.

2º SUR LES STREPTOCOQUES ET SUR LES ÉPIDÉMIES
DE COMPLICATIONS DES MALADIES.

BORDEAUX

G. GOUNOUILHOU, IMPRIMEUR DE LA FACULTÉ DE MÉDECINE

11 — RUE GUIRAUDE — 11

1896

717

NOTE

SUR DES

MYÉLITES INFECTIEUSES

Comme plusieurs des questions concernant les myélites infectieuses ne sont pas encore résolues, je crois utile de donner ici une série de faits, surtout en ce qui concerne les caractères des lésions myélitiques. J'avais prouvé en 1878 qu'on peut provoquer chez le chien, par toute espèce d'irritations de la moelle, des myélites presque purement parenchymateuses. Cependant, chez l'homme et dans certaines maladies naturelles des animaux, on trouve très souvent des lésions plus complexes et souvent vasculaires. Qu'il me soit donc permis de compléter par de simples faits observés les importants rapports de MM. Grasset et Vaillard. Sans m'occuper de la partie clinique de la question, je rappellerai que c'est en 1888-89 que j'ai décrit, dans les *Annales de l'Institut de Bactériologie de Bucharest* et ensuite dans notre *Manuel sur les Bactéries* (Cornil et Babes, 1890), des cas de myélite aiguë ascendante dans lesquels j'avais constaté par culture, et dans un de ces cas aussi sur des coupes de la moelle, la présence de microbes particuliers. Comme ce sont les premiers cas décrits dans lesquels on avait trouvé et bien étudié des bactéries dans la moelle même, je me permettrai d'en donner ici un court résumé en démontrant en même temps sous le microscope la disposition des microbes.

Dans un de ces cas, il s'agit d'une femme qui, à la suite d'une maladie fébrile ressemblant à la fièvre typhoïde, montre une paralysie ascendante qui s'étend rapidement. A l'autopsie, on ne trouve pas de traces d'une fièvre typhoïde. Il y avait une hypostase hémorragique des poumons, une néphrite parenchymateuse avec plusieurs petits abcès entourés d'hémorragies et un décubitus assez prononcé.

La moelle, prise le 23 janvier 1888, douze heures après la mort, a été trouvée ramollie, surtout aux parties centrales. Elle a été durcie en partie dans la liqueur de Müller, en partie dans l'alcool, et colorée par la safranine anilinisée et par le rubin de Löffler, de même que par les procédés ordinaires..

Les cultures faites de la moelle et des reins se présentent sur l'agar-agar sous forme de larges plaques blanches, présentant sur gélatine et sérum des cultures très élevées concentriques transparentes. Sous le microscope, on constate que ces cultures sont formées par des bacilles courbes capsulés ou des filaments ondulés d'un diamètre de 0,6 μ environ, analogues aux bacilles trouvés dans les coupes de la moelle.

Des inoculations ont été faites avec ces bacilles sur des lapins, des souris grises et blanches, de même que sur un chat. Tous ces animaux ont été trouvés sensibles et mouraient avec une forte inflammation à la place de l'inoculation et parfois avec une pneumonie ou avec des hémorragies; un des lapins qui survécut plus longtemps montrait une paralysie des extrémités postérieures et un ramollissement de la moelle.

La moelle de l'individu, examinée après coloration avec le carmin, montre peu de lésions dans la substance blanche; on voit surtout une diapédèse insignifiante avec un commencement de prolification de la névroglie autour des vaisseaux. La substance grise, au contraire, est œdématiée, raréfiée dans toute son étendue, les cellules nerveuses sont fortement colorées, luisantes, homogènes, avec beaucoup de pigment, souvent sans noyaux et sans prolongements. Les vaisseaux, très dilatés, renferment une grande quantité de bâtonnets en virgule plus gros que ceux du choléra, mêlés avec des globules rouges. Par place, les vaisseaux se sont déchirés et on trouve des hémorragies dans l'espace périvasculaire et beaucoup de globules rouges disséminés dans le tissu raréfié de la substance grise. C'est donc le premier cas de myélite dans lequel on avait constaté dans la moelle des microbes bien déterminés, et il n'est pas douteux que ces microbes ont été en rapport causal avec les lésions de la moelle.

Une forme de myélite qui présente l'exemple le plus typique d'une infection exclusive de la moelle, est la myélite rabique. C'est surtout dans la rage paralytique que la moelle montre une myélite typique, surtout dans la substance grise. Il s'agit non seulement d'une diapédèse et de foyers embryonnaires périvasculaires, mais j'avais attiré l'attention sur la localisation des lésions, surtout autour des cellules nerveuses. Il n'existe, en effet, aucune autre forme de myélite dans laquelle l'inflammation aiguë forme des nodules péricellulaires si nets que dans la rage. Si donc, pour d'autres formes de myélites, on peut soutenir jusqu'à un certain point que les lésions et les symptômes de myélites ne diffèrent pas essentiellement selon les différentes causes d'iufection, il faut d'abord faire une exception pour les lésions et les symptômes rabiques.

Enfin, je dois signaler la présence de microbes dans la moelle sans donner des symptômes médullaires. Ainsi, dans les septicémies hémorragiques de streptococci, où l'organisme est souvent farci de microbes, on trouve aussi dans certains vaisseaux de la moelle des bouchons de microbes sans pouvoir constater des lésions prononcées de myélites. Mais c'est surtout dans la lèpre où on trouve, non seulement dans certaines formes systématisées, mais dans la lèpre purement tuberculeuse, des bacilles dans l'intérieur des cellules nerveuses des cornes antérieures de la moelle. Les bacilles pénètrent par l'espace lymphatique péricellulaire, ils produisent d'abord un état criblé de la cellule, ensuite c'est la granulation de Nissl qui devient irrégulière et qui disparaît peu à peu, et enfin on observe les lésions des noyaux et des prolongements et la mort de la cellule.

Dans certaines maladies d'animaux, l'origine des myélites est plus démonstrative que chez l'homme. Ainsi nous avons étudié les myélites qu'on trouve dans la maladie des jeunes chiens, et nous avons constaté qu'il s'agit d'une infection avec un bacille spécial ressemblant à celui de la fièvre typhoïde; mais c'est surtout dans une épidémie de paralysies aiguës des chevaux que j'avais l'occasion de bien étudier l'étiologie des poliomyélites aiguës auxquelles succombent ces chevaux. Cette maladie épidémique des chevaux, qui n'est pas due au contact sexuel, est bien connue, quoiqu'on la confonde dans le large cadre des maladies typhiques ou hémorragiques avec d'autres infections. Il s'agit, dans les cas étudiés par moi, d'une infection par un streptococcus long très virulent pour le lapin et la souris, et qui, chez le lapin, peut aussi produire des paralysies.

Chez le cheval, on trouve toujours le streptococcus par culture de la moelle, tandis que ce n'est qu'exceptionnellement qu'on le constate au microscope dans les fentes lymphatiques de la substance grise. La lésion principale qu'il produit, c'est la disparition de la granulation de Nissl dans les cellules nerveuses, suivie d'un état vitreux avec des petites cassures caractéristiques et avec disparition des noyaux et des prolongements.

En ce qui concerne les myélites infectieuses admises, j'avais eu l'occasion d'en examiner, en collaboration avec M. Varnaly, un grand nombre, et je me permets d'en résumer le résultat de nos recherches.

En face de la tendance actuelle de schématiser les effets des microbes et des toxines sur le système nerveux, nous nous sommes convaincus non seulement que la plupart des myélites sont de nature infectieuse, mais qu'il faut admettre pour la moelle, tout aussi bien que pour d'autres tissus, une action spécifique et élective des différents virus et de leurs toxines.

Nous sommes loin de pouvoir regarder les lésions infectieuses médullaires comme l'effet d'une intoxication, mais nous devons reconnaître pour chaque microbe, de même que pour les différents degrés d'infection, des lésions *sui generis*.

Ainsi dans certains cas, comme la lèpre, le microbe peut entrer directement dans les cellules nerveuses sans altérer ni les vaisseaux, ni les fibres, ni la névroglie. D'autres virus, comme celui de la rage, produisent, tout en se localisant dans les cellules nerveuses, une prolifération caractéristique nodulaire autour des cellules nerveuses, et ce sont seulement certains groupes des cellules qu'ils atteignent. En même temps, certains vaisseaux montrent tous les signes d'une violente inflammation.

D'autres microbes ont une action particulière sur les vaisseaux et leurs parois; ainsi le bacille virgule, décrit en tête de cette communication, produit des hémorragies, un œdème et une rarification du tissu, surtout dans les cornes antérieures.

D'autres microbes hémorragigènes produisent différentes modifications de la paroi vasculaire (inflammations, raréfaction hyaline, dégénérescence muqueuse et des hémorragies consécutives) et c'est surtout dans la substance des cornes antérieures que l'on constate ces effets, tandis que le parenchyme reste presque intact.

Dans certains cas à streptococci, c'est plutôt la toxine des microbes qui agit sur la moelle en produisant des lésions cellulaires. Cependant, dans les cas où le microbe se trouve en plus grande quantité dans la moelle, et surtout dans ses vaisseaux sanguins, on peut constater aussi des lésions vasculaires.

Le même microbe, en état très virulent, produira des hémorragies et une nécrose commençant par les éléments les plus sensibles, comme les cellules nerveuses; tandis qu'en état moins virulent, il produira une inflammation autour des vaisseaux, et celle-ci peut donner lieu à une vraie sclérose vasculaire et névroglique, avec atrophie lente surtout dans les cornes antérieures.

D'autres microbes avec une action essentiellement chronique, comme ceux de la tuberculose et le virus syphilitique, auront d'abord une action périmédullaire et leur action sur les éléments nerveux de la moelle consistera, surtout, dans des lésions secondaires causées par la modification spécifique des vaisseaux nutritifs de la moelle. Ces lésions seront plutôt limitées à la périphérie de la moelle et dans les cornes antérieures.

Dans tous ces cas on trouve rarement des microbes dans la moelle par l'examen microscopique; c'est surtout par la méthode de culture qu'on gagne des résultats positifs, et il n'est pas rare de trouver, par ce procédé, dans la moelle et dans d'autres organes, des associations de bactéries de la maladie primitive avec celles d'une invasion secondaire, comme cela arrive ordinairement dans la poliomyélite épidémique des chevaux, et souvent dans la maladie des jeunes chiens. Enfin, il existe un grand nombre de cas où l'ensemencement de la substance médullaire, dans des myélites d'origine microbienne, ne donne pas de résultats, ce qui s'explique non seulement par une action éloignée du virus, comme dans certains faits expérimentaux, mais aussi par la destruction assez rapide des microbes dans la moelle même.

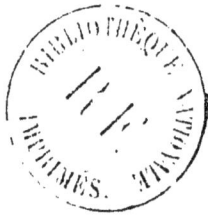

SUR

LES STREPTOCOQUES

ET SUR LES

ÉPIDÉMIES DE COMPLICATIONS DES MALADIES

La méthode d'étude bactériologique systématique des cadavres m'avait permis de pouvoir établir les associations microbiennes et leur rôle important dans la plupart des maladies infectieuses; la même méthode nous permet de constater de vraies épidémies causées par des microbes déterminés peu spécifiques, qui dans certaines saisons compliquent les différentes maladies.

En étudiant nos observations sur plus de 3,000 autopsies faites en dix ans, on constate le fait surprenant que dans certaines saisons qui coïncident ordinairement avec une grande mortalité, certaines formes de microbes se rencontrent dans presque tous les cas mortels survenus dans un seul hôpital ou dans plusieurs hôpitaux.

Il s'agit dans ces cas, ordinairement du staphylococcus aureus, des streptococci, de protei ou de bacilles saprogènes qu'on confond ordinairement à tort avec le bacillus coli communis. Ainsi, au printemps de 1890, on trouvait pendant les mois de janvier et de février qui ont été caractérisés par une grande mortalité, dans 75 cas le staphylococcus aureus dans les organes internes.

Au mois de septembre 1891, tous les cadavres montraient auprès des lésions spécifiques des complications dues aux streptococci dans différents organes, et parmi les cas mortels on trouvait surtout des maladies septiques à streptococci, de même que des maladies éruptives d'enfants, scarlatine, rougeole, diphtérie, qui se caractérisaient par une grande malignité et qui fournissaient toujours des streptococci virulents.

Mais c'est surtout la grande mortalité du mois de novembre 1892 qui nous avait engagé à étudier plus soigneusement les causes de la gravité des différentes maladies. Elle a été liée à l'invasion des streptococci. A cette époque, il y avait d'abord des septicémies primitives à streptocoques; de plus, les maladies par plaie manifestaient une tendance particulière de malignité, les opérations ont été suivies de complications septiques, les maladies éruptives des enfants se compliquaient des phénomènes septiques, les pneumonies devenaient graves, et chez les tuberculeux on constatait une grande mortalité. On pouvait comparer cette mortalité avec celle qui sévit pendant des épidémies de grippe; cependant, cette affection n'existait pas à ce moment-là.

Au printemps de cette année, j'avais enfin observé une épidémie de complications gangréneuses des différentes maladies, surtout des bronchites, dans laquelle il s'agissait plutôt d'une association microbienne et notamment de certains microbes saprogènes avec des microbes diphtéroïdes et septiques, de sorte qu'on peut admettre de même que pour d'autres maladies infectieuses, des associations bactériennes produisant des épidémies de complications de maladies; comme dans l'épidémie de 1892, il s'agit de complications avec des streptococci, il était important d'étudier ces microbes dans les différents cas pour s'assurer si nous avions affaire à un seul streptocoque ou bien à différentes espèces ou variétés.

En 1887 j'ai décrit: 1° des streptocoques peu virulents pour les animaux, trouvés dans les organes, dans la néphrite scarlatineuse; 2° dans d'autres processus septiques, des streptocoques à longues chaînettes très virulents pour le lapin et la souris et gardant cette virulence, trouvés dans les organes dans certains cas de septicémie scarlatineuse; 3° les streptocoques géants trouvés dans diverses maladies de la peau; 4° le streptocoque virulent capsulé, et 5° un streptocoque liquéfiant et très pathogène, décrit en détail.

Dans le même travail, sur les processus septiques des enfants, j'ai insisté le premier sur les points suivants: 1° dans la plupart des septicémies on trouve des streptocoques dans les organes internes; 2° les dimensions et la forme des streptocoques varient beaucoup dans les différents milieux de culture; 3° les streptocoques provenant de foyers inflammatoires très graves sont toujours plus virulents pour les animaux que ceux qui proviennent de lésions de moindre importance ou bien qui sont associés aux microbes d'autres maladies et s'y trouvent dans les organes internes; 4° il y a des streptocoques très virulents qui, après avoir poussé sur des substances nutritives, perdent rapidement leur virulence, tandis que d'autres la gardent pendant une longue série de passages sur les mêmes substances.

Dans d'autres publications nous avons constaté encore que,

tandis que le streptocoque de l'érysipèle semble former une unité plus limitée, il faut admettre des variétés assez éloignées pour les streptocoques du pus.

Dans mon travail sur l'influenza (*Centralbl. f. Bact.*, 1890) je pouvais constater le premier: *a)* qu'il existe une série de transition entre les streptocoques et le pneumocoque de Frankel; *b)* que ce dernier microbe n'est qu'une des variétés qui produisent la pneumonie fibrineuse et d'autres processus inflammatoires des poumons et des séreuses; *c)* on trouve dans les différents processus inflammatoires, avec ou sans influenza, des streptocoques d'une pathogénie très différente, les uns formant des séries longues, d'autres en chaînettes courtes et dans lesquelles on peut distinguer une disposition des microbes en chapelets courts, parallèles; *d)* ces derniers streptocoques ne se développent pas ordinairement sur gélatine, ils sont souvent pathogènes et forment une transition aux pneumocoques; *e)* aussi parmi les streptocoques formant de longues chaînettes, on trouve des formes qui ne se développent pas à la température de la chambre, on en trouve de pathogènes et de non pathogènes pour les différents animaux de laboratoire. J'avais donc décrit, sans réussir à former des groupes, une série de variétés naturelles ou espèces bien distinctes de ces microbes.

Les années dernières on a repris la question de l'identité des streptocoques et on s'est efforcé de trouver des distinctions définitives entre les microbes de diverses provenances. Ainsi Kurth distingue trois groupes de streptocoques: 1° les streptocoques longs, qui ne troublent pas le bouillon en y déposant des masses conglomérées, très pathogènes, trouvés dans la plupart des cas de scarlatine. Dans mes recherches, ce n'était pas le streptocoque long qu'on trouve le plus souvent dans les cadavres des scarlatineux; 2° un deuxième streptocoque serait aussi long mais moins virulent, ne troublant pas le bouillon et déposant des masses plutôt muqueuses; 3° enfin un troisième streptocoque en chaînettes courtes et non virulent.

La question de l'identité ou des différences des streptocoques présente une importance capitale en face du fait démontré par nos travaux que ce sont surtout des streptocoques, longs ou courts, qui engendrent les complications graves septiques et souvent mortelles des maladies. Un autre fait important dans cet ordre d'idées est la constatation des substances vaccinales dans les cultures des streptocoques et l'action vaccinatoire et thérapeutique du sang des animaux immunisés contre l'action des streptocoques virulents.

Il ressort des expériences de Behring que le sang des animaux vaccinés contre un streptocoque très virulent est efficace aussi pour prévenir et guérir les animaux contre l'infection avec un streptocoque de moindre virulence.

C'est surtout Behring et Lingelsheim qui, basés sur le travail de Kurth, se sont récemment prononcés pour la non-identité des streptocoques qu'on trouve dans diverses maladies. Cependant, les preuves apportées par ces auteurs à l'appui de leur classification nous semblent être peu concluantes. Même la distinction qu'ils font entre les streptocoques longs et courts ne nous paraît pas être assez nette, car nous connaissons de nombreux exemples où un streptocoque peut se présenter sous forme de chaînettes d'une longueur très variable. Un deuxième point à l'appui de leur distinction est fourni pour ces auteurs par la pathogénèse des microbes, et Lingelsheim tâche même de grouper les streptocoques d'après la quantité de culture qu'il faut pour tuer les souris, ce qui me semble peu justifié d'après mes nombreuses expériences sur la variabilité de pathogénéité des streptocoques.

Sans se préoccuper de la manière dont se comportent les différents streptocoques sur les diverses substances de culture, non plus que de leur aérobiose, de leur couleur, leurs réactions, etc., ces auteurs insistent seulement sur leur développement dans le bouillon. Ils distinguent des streptocoques qui troublent le bouillon, d'autres qui ne le troublent pas, et parmi ces derniers il y en a plusieurs sortes : les uns qui produisent au fond du liquide un précipité muqueux, d'autres qui forment de petites pellicules et enfin d'autres qui produisent des masses conglomérées plus grosses; plus ces masses seraient grandes, plus les streptocoques qui les forment seraient virulents pour les souris blanches.

D'autres auteurs, comme Sieber-Schonmoff, trouvent des streptocoques qui produisent de l'acide lactique inactif (Streptococcus pyogenes), d'autres qui donnent naissance dans les solutions sucrées à de l'acide lactique actif (Streptococcus erysipelatis), enfin d'autres qui décomposent le salol, tandis que d'autres espèces ne le décomposent pas (Strept. scarlatinæ).

Comme l'on trouve dans ces différentes maladies des chaînettes qui ne se comportent pas de la même manière que celles des autres groupes, il me semble qu'il faudrait en conclure que ces différentes maladies sont produites par divers streptocoques, ou bien que la réaction chimique étudiée se produit dans des conditions qui ne sont pas inhérentes aux microbes.

D'Espine et Marignac ont cultivé du sang d'un scarlatineux un streptocoque long, plus mince et présentant des membres plus isolés que le microbe décrit par Kurth. Il coagule rapidement le lait et n'est pas pathogène pour le lapin et la souris. En considérant que ce microbe a été trouvé une seule fois et encore dans le sang obtenu par une piqûre de la peau, considérant l'absence de pathogénéité et de caractères particuliers, nous ne pouvons pas donner d'importance à ce microbe.

Barbier trouve aux streptocoques de l'angine diphtérique des caractères particuliers. Ces microbes se décolorent en partie par la méthode de Gram (?); ils forment des chaînettes assez longues qui se développent difficilement sur gélatine et produisent des précipités muqueux au fond du bouillon. Ils produisent seulement chez le lapin des inflammations locales. Il serait bien possible que les différences constatées par les divers auteurs reposent surtout sur l'emploi de différents modes de culture et de coloration.

De Marbaix, basé sur la comparaison des différents streptocoques, arrive à des conclusions semblables, car il trouve des streptocoques très virulents, par exemple dans l'endocardite, qui n'ont pas les caractères du long streptococcus conglomeratus de Kurth. De même, cet auteur réussit à fortifier par inoculation aux animaux les différents streptocoques, de sorte qu'ils deviennent tous muricides, ce qui serait, d'après Lingelsheim, le caractère d'une seule espèce de streptocoques. Le développement sur bouillon peut bien rester invariable pendant que la pathogénéité du microbe varie.

Ces constatations coïncident, comme on le voit, avec nos affirmations antérieures; il importait seulement de se convaincre de la stabilité ou la variabilité de la forme de la culture des streptocoques dans le bouillon.

Un travail encore plus récent de Pasquale arrive à peu près aux mêmes résultats. De même que Hartmann, cet auteur trouve que le microbe de l'érysipèle peut être parfaitement virulent pour les souris. Cet auteur trouve encore dans diverses maladies, toujours graves, des streptocoques liquéfiants et à colonies colorées, qui semblent former un groupe naturel. Quoique cet auteur admette, jusqu'à un certain point, une différence entre des streptocoques longs et d'autres courts, il constate aussi qu'il existe de longues chaînettes non pathogènes, et *vice versa*. A la fin de son travail, Pasquale donne une classification des streptocoques au point de vue pathogénétique dans laquelle il fait rentrer aussi le diplococcus pneumoniæ. Cet auteur a procédé dans son travail d'une manière plus générale que les auteurs allemands, en cultivant les streptocoques sur différentes substances et en examinant les cultures fraîches ainsi que les vieilles, de sorte que son travail mérite toute notre attention.

En examinant attentivement, en collaboration avec M. Proca,

tous les streptocoques que nous avons trouvés dans les organes des hommes et des animaux dont j'ai fait l'autopsie pendant le mois de novembre 1892, j'ai montré en même temps la fréquence et les variétés des streptocoques dans les différentes maladies.

Ce qui donne à ces examens une importance particulière, c'est le fait que dans toutes les autopsies, faites peu de temps après la mort, dans les maladies infectieuses (30) et même dans des maladies non infectieuses, comme le cancer et l'anévrysme de l'aorte, pendant trente jours (novembre 1892), les organes internes renfermaient des streptocoques. Cette époque coïncidait avec des épidémies de variole, de diphtérie, de scarlatine, d'influenza, etc. Dans cette saison, presque chaque maladie infectieuse présente les caractères d'une infection plus ou moins septique, avec des streptocoques dans les organes internes.

Le tableau comparatif que je présente au Congrès nous permet de juger des analogies ou des différences que présentent les streptocoques trouvés dans les divers cas examinés et qui peuvent être divisés en *septicémies primitives à streptocoques* et en *associations avec des streptocoques*. On voit tout d'abord qu'il s'agit non seulement de streptocoques différents, mais on peut encore remarquer que nous avons trouvé plusieurs fois différentes espèces ou variétés de streptocoques dans un seul cas.

Les streptocoques trouvés en association avec les microbes de la maladie des petits chiens et un streptocoque à colonies colorées en orange et liquéfiantes représentent des formes plus éloignées des autres streptocoques.

Nous avions affaire à des streptocoques déterminant des péricardites, des pleurésies, des paramétrites, des bronchites, de l'entérite avec abcès du foie, des méningites, des polyarthrites, des septicémies simples et hémorragiques, trouvés dans la scarlatine *(angina Ludwigi)*, la diphtérie, la pneumonie, la fièvre typhoïde *(poumon gangréneux)* et dans la maladie des jeunes chiens (chien et chat).

En passant en revue ces streptocoques relativement aux caractères de la classification de Kurth-Lingelsheim-Behring, nous rencontrons des streptocoques qui se présentent parfois comme des chaînettes courtes, mais plus souvent comme des streptocoques longs dans le bouillon après vingt-quatre, soixante-douze heures, dans huit de nos cas; parmi ces cas on trouve, dans une autre série de cultures en bouillon, des streptocoques à courtes chaînettes (¹). Suivant les milieux on trouve donc

(¹) Cette seconde partie de la communication de M. Babes a paru *in extenso* dans les *Annales de l'Institut pathologique et bactériologique de Bucharest*, t. IV, p. 507, 1891; nous n'en donnons ici qu'un résumé.

soit des streptocoques longs, soit des streptocoques courts; de sorte que la longueur des chaînettes ne peut pas servir de critérium à la classification des streptocoques. On peut en dire autant de leur faculté de troubler ou de ne pas troubler le bouillon, *car parfois le même streptocoque trouble le bouillon dans une série d'expériences, tandis que cultivé, après plusieurs passages sur un animal, il ne trouble plus le même milieu nutritif.* Il est tout aussi impossible de prendre pour base d'une classification la coagulation ou la non-coagulation du lait, bien que ce milieu soit surtout coagulé par les streptocoques longs pathogènes; le degré de virulence et la provenance de ces microcoques, la forme de leur colonie et le degré de cohérence entre les éléments. *Pour toutes ces raisons nous croyons que nous ne sommes pas encore en mesure de donner une classification définitive des streptocoques, mais que nous pouvons cependant distinguer différentes variétés naturelles, ou, si l'on veut, des espèces de streptocoques.*

A cet égard, voici les conclusions que nous permettent de poser nos études sur les streptocoques :

1º Dans les différentes maladies à streptocoques on ne trouve pas toujours les mêmes streptocoques. Ainsi, on ne rencontre pas constamment les mêmes espèces dans l'érysipèle, le phlegmon, la scarlatine.

2º La division des streptocoques en longs et courts n'est pas justifiée, car :

a) Il y a un grand nombre de streptocoques qui se développent tantôt en chaînettes longues, tantôt en chaînettes courtes.

b) Dans les streptocoques courts on peut trouver des différences plus grandes que celles qui existent entre la plupart des streptocoques longs et les streptocoques courts. La coloration, la liquéfaction de la gélatine, la température du développement, l'anaérobiose, etc., doivent être regardées comme des caractères beaucoup plus stables que la longueur des chaînettes.

c) Il n'y a pas d'autres caractères absolus pouvant justifier la division des streptocoques en longs et courts. On trouve des streptocoques longs qui troublent le bouillon, d'autres qui forment des flocons plus ou moins volumineux. Parfois le même streptocoque peut troubler ou ne pas troubler ce liquide. La virulence des streptocoques courts peut être tout aussi prononcée que celle des streptocoques longs; cependant, dans nos expériences les streptocoques longs ont été en général plus virulents. Les caractères des cultures dans le lait ne fournissent aucun appui à cette classification.

3° Il y a des espèces (ou variétés naturelles) parmi les streptocoques. Ainsi il existe :

a) Des streptocoques en chaînettes ordinairement longues, à grains plutôt ronds ou aplatis, qui perdent facilement leur virulence, troublant ou non le bouillon et se trouvant dans différentes maladies inflammatoires ou septiques.

b) Des streptocoques, qui ne sont probablement que des variétés des premiers, ne sont pas virulents et se développent sur différentes substances en chaînettes longues ou courtes. Ils troublent ou non le bouillon. On les trouve dans différentes maladies septiques.

c) Des streptocoques qui donnent surtout des chaînettes longues, sont très virulents pour le lapin et la souris et conservent leur virulence. Ils ne troublent pas ordinairement le bouillon et ne forment que des particules assez consistantes au fond du liquide. Ils se développent bien sur la gélatine à la température de la chambre (*Streptococcus longus septicus*, trouvé dans la scarlatine par Babes (1889), Kurth, Lingelsheim, etc.).

d) Des streptocoques qui forment des chaînettes très minces, longues ou courtes, parfois colossales comme longueur et comme grosseur sur sérum de bœuf. Ils se développent surtout à une température élevée et ne sont pas ordinairement pathogènes.

e) Des streptocoques à chaînettes soit courtes, soit longues, et à grains de forme très variable, lancéolés ou pourvus de renflements ou de crosses terminales avec des pseudo-ramifications. Mais nous avons pu constater qu'un grand nombre de streptocoques peuvent, dans certaines conditions, se développer sous la forme lancéolée ou en bâtonnets.

f) Les streptocoques chez lesquels ces formes sont plus ou moins stables forment probablement un groupe à part.

g) Les streptocoques lancéolés, tantôt longs, tantôt courts, liquéfiant la gélatine, forment un autre groupe.

h) Les streptocoques capsulés et pathogènes, et le streptococcus septicus liquefians non coloré (Babes), se développant déjà à 14°, forment des variétés plus stables.

i) Les streptocoques à colonies colorées et liquéfiantes forment des espèces à part, ainsi que certains streptocoques qui se développent rarement en chaînettes et ordinairement en zooglées fines. Ils ne donnent des colonies qu'au-dessus de 20°. Les premiers présentent des formes intermédiaires entre les streptocoques proprement dits et les pneumocoques.

j) Parmi ces microbes, les uns liquéfient la gélatine, les autres ne montrent pas trace de liquéfaction.

k) Les streptocoques qui engendrent ou compliquent certaines maladies des animaux et forment des chaînettes tantôt longues, tantôt courtes, représentent une série de variétés naturelles ou espèces distinctes.

4° Il y a des streptocoques qui produisent des lésions et même la mort sans se localiser dans les organes. Chez des lapins morts plus d'une semaine après l'inoculation, nous n'avons pu trouver nulle part les streptocoques inoculés.

5° Les streptocoques prennent dans certaines conditions saisonnières une virulence particulière, si bien qu'à certaines saisons non seulement ils compliquent la plupart des maladies infectieuses et des plaies, mais déterminent des septicémies primitives.

6° La constatation de l'extrême fréquence des streptocoques dans certaines saisons plaide en faveur de leur unité génésique.

7° Ces faits n'excluent pas le rôle important des causes prédisposantes dans l'apparition des complications streptococciques.

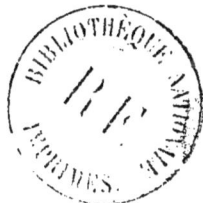

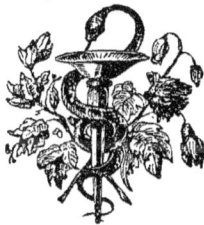